DIMAGRIRE PER L'ESTATE

Cibi ed Esercizi Per Gambe e Glutei Perfetti Con Soli 15 Minuti al Giorno

ROBERTA RICCI

SOMMARIO

INTRODUZIONE

Grazie per aver acquistato "*Dimagrire Per l'Estate*"!

A meno che negli ultimi anni tu non abbia vissuto in una caverna, dovresti essere a conoscenza del cambiamento dell'opinione e della concentrazione della gente sul "lato B" femminile. I glutei sono muscoli importanti da allenare se hai intenzione di costruire un fisico bilanciato, perché sono fondamentali esteticamente (soprattutto per le donne!) ed essendo solitamente trascurati, ti permettono di bruciare molte calorie quando vengono sottoposti a uno sforzo.

Questo piccolo manuale ti aiuterà ad allenare questa particolare parte del tuo corpo, senza aver bisogno di una palestra, di equipaggiamenti costosi o di una stanza molto spaziosa.

Tutto quello di cui avrai bisogno sarà un po' di spazio e, se vuoi, un paio di manubri per aumentare l'intensità degli esercizi (puoi usare anche bottiglie d'acqua e altri "rimedi casalinghi").

Ho voluto aggiungere anche una lista di cibi che ti aiuteranno a perdere peso velocemente, a tonificarti e a sentirti meglio senza intraprendere una fastidiosa dieta.

Nei prossimi capitoli ti mostrerò tutti gli esercizi e i movimenti nei minimi particolari, e poi ti insegnerò ad unirli in sessioni di allenamento adatte a te, sempre diverse e mai noiose.

Ricorda di mantenere il tuo ritmo personale e di non esagerare all'inizio, soprattutto se non sei un soggetto allenato. Non devi neanche soffrire la fame per la temuta "prova costume"! Ti basterà seguire i consigli che ti darò in seguito e applicare i brevi allenamenti giornalieri, che non ti porteranno via più di 15 minuti.

Per un fondoschiena più sodo e tonico, per finalmente sentirti bene con te stessa, direi che ciò è solo un piccolo sacrificio, più che fattibile!

DISCLAIMER

Attenzione: io non sono un medico.

Consulta il tuo medico prima di iniziare un nuovo regime di allenamento, specialmente se hai sofferto di malattie vascolari o respiratorie in passato.

Consulta il tuo dottore se sei eccessivamente sottopeso, sovrappeso, obeso o se soffri di asma prima di cominciare a fare attività fisica, poiché potresti infortunarti.

Grazie per la collaborazione.

CAPITOLO 1

PRIMO ESERCIZIO - LO SQUAT

Lo squat è il fondamento del "fondoschiena brasiliano", quei glutei incredibilmente sodi e tonici che sembrano irraggiungibili a noi povere mortali quando capita di vederli in TV.

Non a caso, lo squat viene anche chiamato "il Re degli esercizi".

Questo è il movimento più basilare in assoluto, che viene eseguito con naturalezza anche dai bambini più piccoli, semplicemente con lo scopo di fare i propri bisogni.

Lo squat allena le cosce e tutta la catena cinetica posteriore, composta da glutei, femorali, i muscoli dorsali della zona lombare e addominali.

Probabilmente nei giorni seguenti il tuo allenamento, sentirai le gambe pesanti e doloranti, ma tutto ciò è normale e passeggero. Il tuo corpo deve adattarsi al nuovo stimolo e deve imparare il nuovo movimento, se non l'hai mai eseguito prima d'ora.

Prima di addentrarci nelle spiegazioni tecniche, tieni bene a mente che siamo tutti diversi: ognuno possiede un proprio grado di mobilità articolare e di flessibilità (il quale ovviamente può essere migliorato!), che influenzerà la profondità del tuo squat. Quindi all'inizio non cercare di forzare il tuo corpo nella posizione perfetta, ma ascoltalo e lasciati guidare da lui, facendo solo ciò che sei in grado di fare. C'è sempre tempo per migliorare!

Pianta bene i piedi a terra

Assicurati che i tuoi piedi siano ben piantati a terra, con

le punte rivolte leggermente verso l'esterno, di un angolo di circa 30 gradi. Posiziona le gambe a una distanza pari a quella delle spalle, senza esagerare allargandole troppo o troppo poco. Leggermente più ampie della larghezza delle spalle è una distanza accettabile. Questa posizione ti aiuterà a contrarre tutti i muscoli interessati mantenendo l'equilibrio e un grado di mobilità ottimale.

Squat!

Puoi posizionare le mani sulla tua vita, sulla tua nuca o distendere le braccia dinanzi a te. Quest'ultima versione è la più adatta per i principianti perché è quella che consente anche ai soggetti meno allenati di mantenere l'equilibrio. Per eseguire uno squat sicuro ed efficace, devi immaginare di sederti all'indietro su una sedia invisibile. Tieni la schiena dritta, guarda dritto davanti a te ed abbassa le anche verso il pavimento piegando le ginocchia. Assicurati di mantenere i piedi ben piantati a terra, senza alzare i talloni! Anzi, proprio sui tuoi talloni dovresti mantenere il peso corporeo durante il movimento.

Spingi le anche in avanti

Mentre ti abbassi "all'indietro", fai attenzione a non far sporgere eccessivamente il sedere. L'arco della tua schiena deve rimanere in una posizione neutra, senza allungarsi verso l'esterno o contrarsi verso l'interno. Spingere le anche in avanti ti aiuterà ad evitare gli errori.

Il punto più profondo

Il livello MINIMO di profondità che dovresti raggiungere è quello delle tue ginocchia, con le cosce parallele al pavimento. Se il tuo grado di mobilità e la salute delle tue articolazioni lo permettono, puoi scendere più in profondità. Se manterrai una tecnica corretta, il movimento completo non causerà danni a legamenti o articolazioni.

Spingi e torna in posizione di partenza

Facendo forza attraverso i tuoi talloni, spingi contraendo i muscoli delle gambe e i glutei e torna nella posizione iniziale. Un trucco per spingere nel modo corretto è quello di pensare di allontanare da sé il pavimento con i propri piedi, ben piantati a terra, sfruttando la spinta del tallone (senza alzare le punte). Sarebbe ideale anche contrarre i muscoli addominali durante la spinta, per guadagnare stabilità e per bruciare qualche caloria extra. Ricordati di non spingere interamente con le ginocchia: il tuo obiettivo è di contrarre i muscoli posteriori, i glutei e le cosce!

Questi sono i passaggi che costituiscono una singola ripetizione. Se desideri aumentare la difficoltà, puoi aggiungere un paio di manubri (se ne possiedi solo uno, puoi tenerlo con entrambe le mani sul tuo petto) oppure spostare le braccia lungo i tuoi fianchi o sulla nuca, simulando la posizione del "prigioniero".

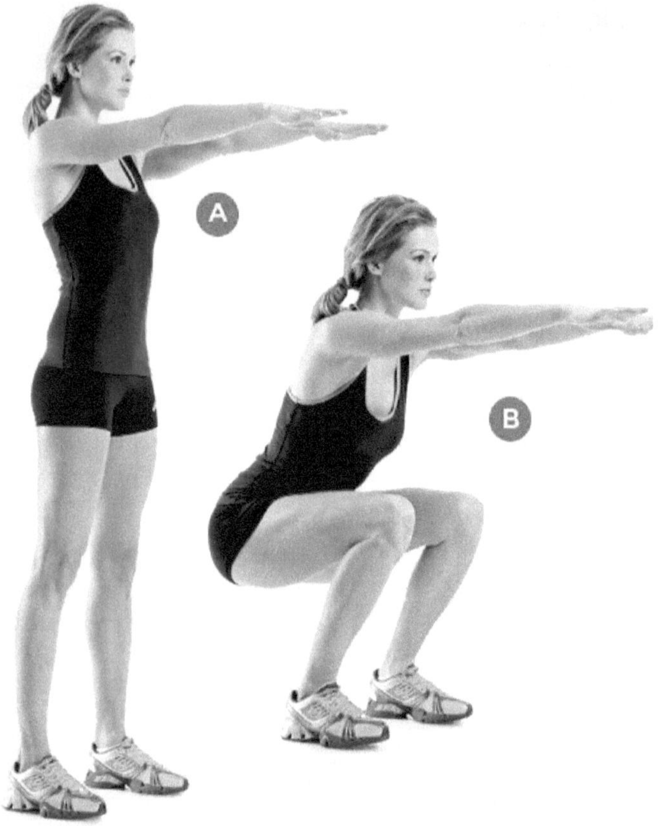

Tieni sempre a mente i seguenti consigli per eseguire uno squat corretto. Sarà utile sfruttare uno specchio per controllare e correggere l'esecuzione.

Ecco le quattro cose da EVITARE:

Permettere alle ginocchia di chiudersi verso l'interno

Le donne, in generale, tendono ad avere adduttori e abduttori deboli: questi sono i muscoli dell'interno e dell'esterno coscia, che aiutano a stabilizzare la posizione durante lo squat. L'unica soluzione a questo problema è quello di rafforzarli: continua a lavorare con gli squat e con gli altri esercizi, in particolare gli affondi laterali.

Ricorda di spingere verso l'esterno le ginocchia durante la discesa, in modo che puntino nella stessa direzione delle punte dei piedi e siano ad essi perpendicolari.

Non scendere abbastanza

Il livello minimo accettabile è quello delle ginocchia, in modo che le cosce risultino parallele al suolo. Se riesci ad andare oltre, tanto meglio: ricorda che dovrai mantenere la tensione nei muscoli delle gambe e negli addominali, senza scendere a peso morto.

Per imparare ad accosciare profondamente, puoi usare qualcosa alto come le tue ginocchia. Posizionalo dietro di te e abbassati lentamente fino a toccarlo con il sedere, senza lasciarti "cadere" su di esso, perdendo la tensione. Al contrario, mantienila e dopo averlo toccato leggermente risali contraendo i glutei, spingendo coi talloni.

Inarcare troppo la schiena

Ricordati di spingere il petto in fuori e di mantenere la schiena rettilinea (non verticale). La spina dorsale possiede una curvatura naturale: mantenerla è corretto, ma esagerarla non lo è.

La leggenda del "Non superare i piedi con le ginocchia"

Se ne hai bisogno, puoi superare le punte dei piedi con le ginocchia. L'importante, come detto, è iniziare la discesa sedendosi indietro (non portando avanti le ginocchia!) e, nella fase di risalita, spingere attraverso i talloni.

Il movimento delle ginocchia in avanti accompagna quello del sedere, che viene spinto indietro. Non vale il contrario!

Ricapitolando

Discesa:

Fai un bel respiro e trattieni il fiato;

Inizia a scendere mandando indietro il sedere ("siediti" all'indietro);

Spingi le ginocchia in fuori;

Mantieni il petto in fuori e lo sguardo davanti a te.

Risalita:

Spingi petto e ginocchia in fuori;

Mantieni la schiena dritta, rettilinea, ma non verticale (è normale inclinarsi leggermente in avanti per mantenere l'equilibrio);

Fai salire spalle e sedere contemporaneamente, espirando!

Errori:

Non respirare in modo corretto;

Iniziare la discesa piegando le ginocchia e portandole troppo in avanti;

Chiudere le ginocchia verso l'interno;

Alzare il sedere più rapidamente delle spalle;

Tenere lo sguardo a terra e la testa bassa, oppure guardare il soffitto , alzando troppo il mento;

Perdere la lordosi lombare, ovvero la naturale curvatura della schiena nella zona lombare.

CAPITOLO 2

SECONDO ESERCIZIO - PLIÈ SQUAT

Proprio come il classico squat, questa variante aiuterà a rendere i tuoi glutei sodi e tonici. Il "pliè" squat è una piccola variante dello squat, diversa soprattutto per quanto riguarda la posizione dei piedi.

Pianta i piedi a terra

In questa variante, posiziona i piedi a una distanza maggiore della larghezza delle spalle, ruotati verso l'esterno di un angolo di circa 45 gradi.

Abbassati

Esegui il movimento dello squat abbassando il tuo corpo e tenendo la schiena in una posizione neutra.

Ricorda di contrarre l'addome e di non sporgere eccessivamente i glutei verso l'esterno. Grazie alla posizione dei piedi più larga, la tua schiena rimarrà dritta più facilmente rispetto a uno squat normale.

Spingi e sollevati

Torna nella posizione iniziale spingendo con i muscoli delle gambe e con i glutei, contraendo gli addominali.

Solleva i talloni (facoltativo)

In questa variante puoi provare a sollevare i talloni dal pavimento, trovando l'equilibrio stando sulla punta dei piedi. Contrariamente allo squat classico, in cui il peso corporeo è distribuito equamente su tutto il piede e in particolare sulla parte posteriore, questa volta dovrai distribuirlo solo sulla punta. Piega leggermente le ginocchia per trovare l'equilibrio. Mantieni il peso corporeo sulle punte durante tutte le fasi dell'esercizio, per renderlo più difficile.

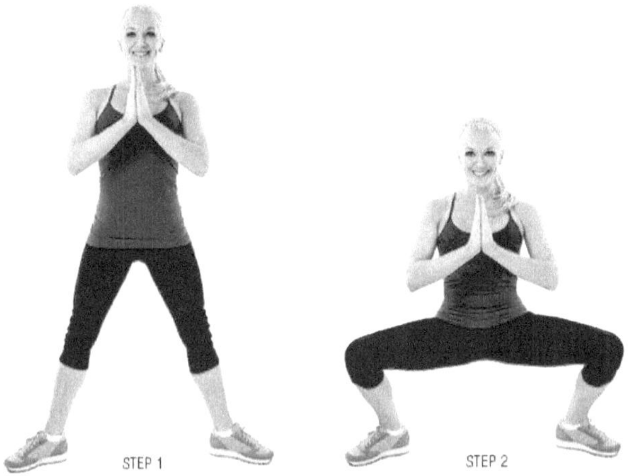
STEP 1
STEP 2

CAPITOLO 3

TERZO ESERCIZIO - AFFONDI IN AVANTI

Gli affondi sono un ottimo esercizio per aumentare la massa muscolare, ed essendo abbastanza impegnativi permettono di bruciare molte calorie. Per "affondo" si intende un lungo passo in avanti (o in indietro). Non utilizzare materassini o superfici scivolose: per allenarsi in sicurezza è meglio farli direttamente sul pavimento o sull'erba.

Posizione eretta di partenza

Tenendo i piedi a una distanza pari a quella dei tuoi fianchi, mantieni una posizione eretta e una schiena neutra. Contrai gli addominali e respira profondamente.

Fai un passo

Fai un passo in avanti con il piede che preferisci, mantenendo la schiena dritta. Stabilizzati e mantieni l'equilibrio per tutta la durata dell'esercizio, facendo attenzione alla posizione della caviglia del piede in avanti: non deve "cadere" verso l'interno, né verso l'esterno. Per permettere ciò, devi portare il peso corporeo su tutta la pianta del piede, senza alzare la punta o il tallone.

Affondo!

Abbassati lentamente, tenendo l'equilibrio, piegando entrambe le ginocchia nello stesso momento. Raggiungerai il punto più basso quando entrambe saranno piegate ad un angolo di 90 gradi. Il ginocchio posteriore non dovrebbe toccare il pavimento, ma solo sfiorarlo; nel caso in cui tocchi il pavimento, non rilasciare la tensione sul terreno affidando a questo ginocchio tutto il tuo peso corporeo, ma cerca di mantenerla nei muscoli. Per quanto riguarda il ginocchio anteriore, dovrebbe essere perpendicolare alla caviglia, o al massimo leggermente più in avanti, ma mai oltre la punta del piede.

Se trovi questo ultimo passaggio difficile da eseguire senza errori, prova a pensare di piegare il ginocchio posteriore e scendere con esso, non di piegare il ginocchio anteriore per abbassare il corpo.

Spingi e risollevati

Spingi con tutto il piede anteriore per tornare alla posizione eretta iniziale. Esegui l'esercizio lentamente facendo attenzione alla tecnica.

Ripeti con l'altra gamba

Puoi decidere di eseguire l'esercizio alternando gamba ad ogni ripetizione, oppure fare una serie di ripetizioni prima con la gamba destra e poi con la gamba sinistra.

Dedica un paio di giorni all'acquisizione della tecnica corretta. In seguito, potrai aggiungere dei manubri per rendere l'esercizio più impegnativo.

Puoi variare l'esercizio facendo gli affondi in camminata, ovvero senza ritornare nella posizione eretta di partenza ad ogni ripetizione, ma continuando a proseguire in linea retta per un certo numero di metri, alternando i due lati, proprio come una camminata.

Un'altra variante è fare gli affondi all'indietro. L'esecuzione dell'esercizio e gli accorgimenti da tenere sono sempre gli stessi.

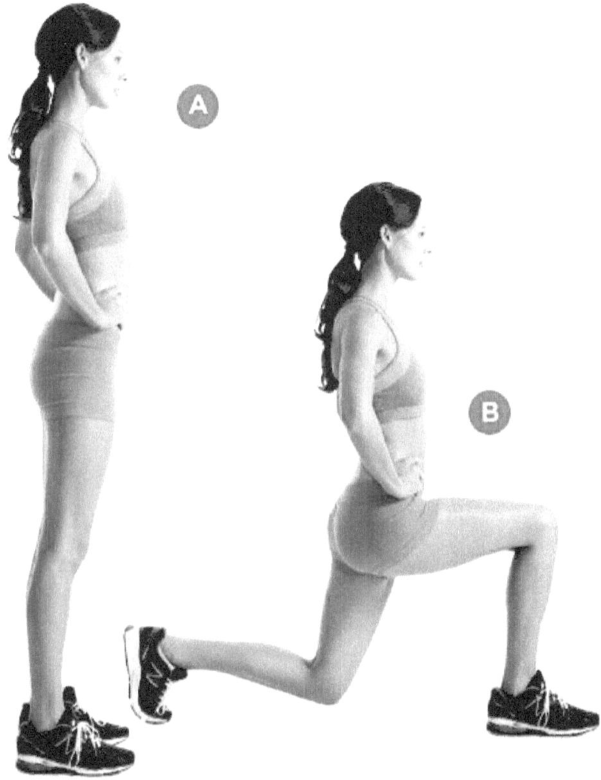
A
B

CAPITOLO 4

QUARTO ESERCIZIO - AFFONDI LATERALI

Se ti piacciono gli affondi in avanti, allora amerai anche quelli laterali.

E se hai odiato con tutta la tua anima gli affondi precedenti, non preoccuparti: questi ti piaceranno!

Gli affondi laterali sono molto più semplici da imparare e non sono difficili come quelli in avanti le prime volte che li esegui. Ma non sottovalutarli: questo movimento è ottimo per tonificare gambe e glutei!

Posizione di partenza

Tenendo la schiena neutra e dritta, apri le gambe e poni i piedi a una distanza pari alla larghezza delle tue anche. Poni la punta dei piedi verso l'esterno con un angolo leggermente minore di 45 gradi.

Appoggia le mani sulle anche

Appoggia le mani sulle anche e, con il piede preferito, fai un passo laterale di circa un metro. Tieni l'altro piede piantato stabilmente a terra, piega leggermente il ginocchio di questa gamba e distendi l'altra (quella con cui hai fatto il passo esterno).

Piega il ginocchio che è rimasto fermo

Piega lentamente il ginocchio della gamba leggermente piegata, senza andare oltre i 90 gradi. I tuoi addominali dovrebbero essere rimasti contratti e il tuo peso corporeo dovrebbe essere distribuito sul piede della gamba piegata.

Spingi

Sfruttando il tallone del piede della gamba piegata, spingi e risollevati nella posizione iniziale. Ricordati di non usare il ginocchio per spingerti su, ma i muscoli posteriori della coscia! Riporta anche l'altra gamba in posizione.

Ripeti per entrambi i lati, senza esagerare le prime volte.

Successivamente, potrei rendere l'esercizio più impegnativo aggiungendo dei manubri.

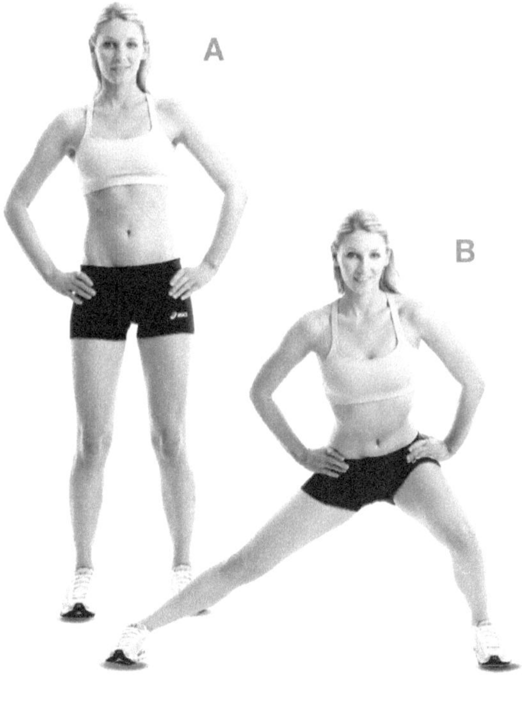

CAPITOLO 5

QUINTO ESERCIZIO - KICKBACKS

Hai bisogno di una pausa? Perfetto! Questo è l'esercizio che fa per te. È un movimento che isola il gluteo, e quindi risulta meno impegnativo rispetto a movimenti complessi come lo squat o l'affondo. Tonifica il gluteo e l'area circostante, per "alzare" il tuo lato B come se avessi fatto un'operazione di chirurgia estetica.

I Kickbacks vengono eseguiti sul pavimento, appoggiando a terra le mani e le ginocchia. Ecco i vari passaggi per l'esecuzione corretta.

Scendi a terra

Scendi a terra a gattoni e scarica il peso corporeo sulle

mani e sulle ginocchia, tenendo le braccia tese. Mantieni le ginocchia leggermente separate, oppure unite se preferisci avere più stabilità. Trova il punto più comodo per te e rilassa le caviglie.

Scalcia all'indietro

Contrai gli addominali e spingi lo stomaco verso l'interno, alzando una gamba fino a che la coscia sia almeno parallela al pavimento, con il ginocchio piegato e il piede flesso. Rimani in questa posizione per almeno 5 secondi, concentrandoti il più possibile sulla contrazione del gluteo.

Vai oltre

Se finora l'esercizio ti è sembrato fin troppo semplice, prova a distendere interamente la gamba con cui scalci all'indietro. Non farlo troppo rapidamente: contrai i muscoli e riporta lentamente la gamba nella posizione piegata a circa 90 gradi.

Ripeti

Ripeti l'intera sequenza con l'altra gamba, fino a che sentirai un bruciore nell'area dei glutei e nei muscoli posteriori delle cosce.

I kickbacks sono semplici e divertenti, senza essere estenuanti come gli altri esercizi elencati precedentemente. Riescono a isolare bene i glutei se eseguiti correttamente, quindi cerca di farti correggere la tecnica da qualche osservatore oppure usando uno specchio.

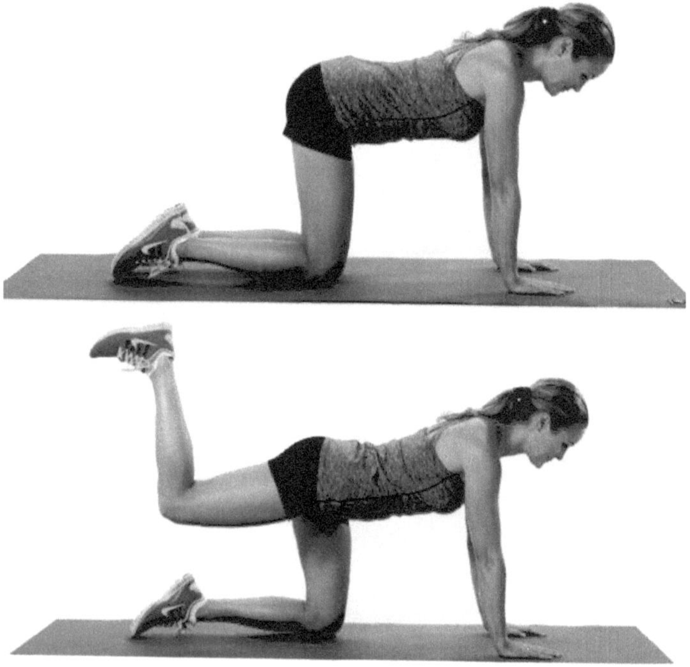

In questa immagine è raffigurata la versione più semplice dell'esercizio.

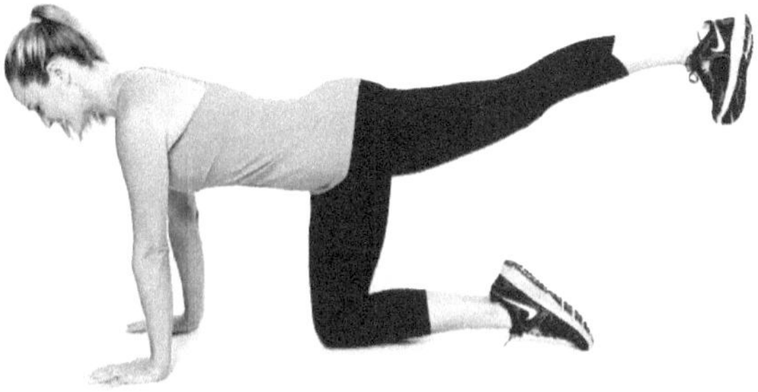

In quest'altra, la versione più impegnativa dei Kickbacks.

CAPITOLO 6

SESTO ESERCIZIO - IL PONTE

Poichè sei già a terra per fare i kickbacks, è il momento ideale per provare a fare i "ponti". Girati e distenditi a terra in posizione supina (cioè appoggiando la schiena al pavimento). Questo esercizio ti permette di percepire chiaramente la contrazione dei muscoli delle cosce e dei glutei, isolandoli perfettamente. I ponti inoltre ti aiuteranno a migliorare la postura e ad alleviare il mal di schiena!

Schiena a terra

Sdraiati in posizione supina ed aggiusta la posizione per iniziare comodamente l'esercizio, in modo bilanciato ed equilibrato. Posiziona le braccia ai lati del corpo con i palmi ben piantati a terra.

Attenzione alle ginocchia e all'addome

Piega leggermente le ginocchia fino a che avrai i piedi ben piantati a terra come le mani. Assicurati di essere consapevole dei tuoi muscoli addominali e di tutto il corpo in generale, per non causare danni alla zona lombare, al posto di alleviarne i possibili dolori.

Solleva con i glutei

Alza le anche spingendo attraverso i talloni, fino a che il tuo corpo sarà posizionato lungo una linea retta che va dalle ginocchia fino alle spalle. Non alzare il collo né le spalle, poiché saranno questi ultimi a fornirti una solida base d'appoggio.

Mantieni la posizione

Contrai con forza i glutei per 5 secondi, mentre nel frattempo stai contraendo anche gli addominali, tirando lo stomaco verso l'interno. Questa coordinazione ti aiuterà a bruciare molte più calorie e a ritornare in forma più velocemente.

Abbassati

Lentamente, abbassa le anche fino a toccare il pavimento. Ora hai completato una ripetizione, e già dovresti sentire qualche tremolio nei muscoli allenati. Questo è assolutamente normale!

Il ponte usa il tuo stesso peso corporeo, proprio come gli squat o gli affondi, focalizzandosi sui glutei. Rafforzando i muscoli posteriori delle cosce e gli addominali, coordinandoli insieme nello stesso movimento, potrai alleviare il mal di schiena.

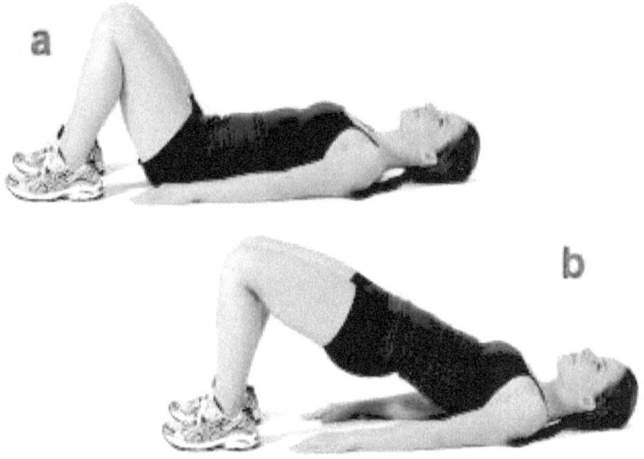

Esiste una versione più avanzata del ponte: la odierai, ma allo stesso tempo amerai la tensione che è in grado di porre sui glutei. Ricordati che tutto ciò significa un fondoschiena più sodo e tonico!

Al posto di alzare le anche spingendo a terra con entrambi i talloni, dovrai farlo con un tallone soltanto. L'altra gamba dev'essere estesa in avanti prima di iniziare il movimento, assicurandosi che sia in linea con la coscia della gamba piegata.

In questa versione è ancora più importante la stabilità offerta dal collo, dalla testa e dalle spalle, oltre che dalle braccia distese con i palmi rivolti a terra o verso l'alto.

Contrai i glutei per 5 secondi, scendi e ripeti con l'altra gamba… se avrai ancora energia!

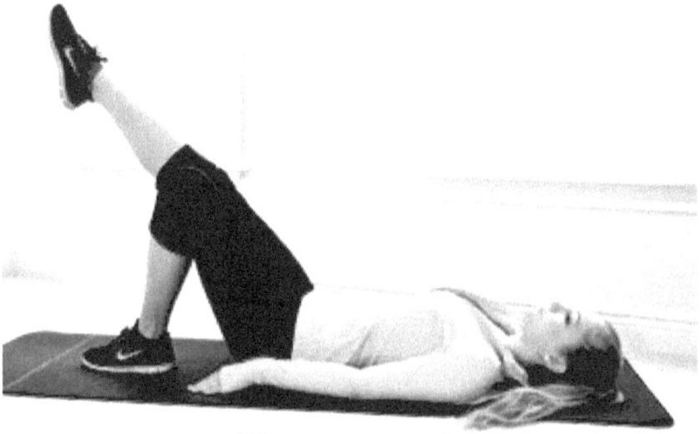

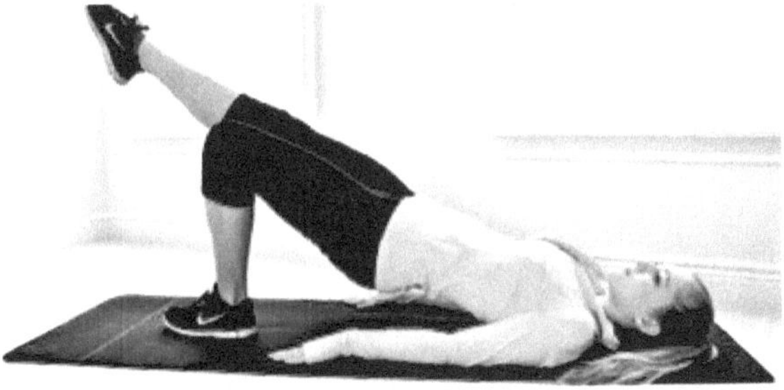

CAPITOLO 7

SETTIMO ESERCIZIO - JUMPING JACKS

Questo è un esercizio utile per aggiungere attività cardiovascolare ai tuoi allenamenti. È perfetto per bruciare qualche caloria extra dopo i tuoi allenamenti, oppure per riscaldare tutto il corpo prima di allenarsi, alzando la frequenza del battito cardiaco.

Posizione eretta

Tieni i piedi uniti e la schiena dritta. Rilassa le braccia e lasciale a lato del torso. Questa è la posizione di partenza.

Salta!

Salta verso l'alto, mentre allarghi i piedi lateralmente e

sollevi le braccia tenendole distese, fino al livello delle spalle. Puoi anche allargare ulteriormente le gambe e arrivare ad applaudire con i palmi delle mani sopra la tua testa.

Salta ancora!

Salta di nuovo, stavolta per tornare alla posizione di partenza. Riporta le braccia a lato del torso e i piedi uniti.

Ripeti

Continua a ripetere il movimento, espirando quando salti e ti allarghi, ed inspirando quando riporti le braccia e i piedi in posizione di partenza. Assicurati di mantenere gli addominali contratti mentre salti.

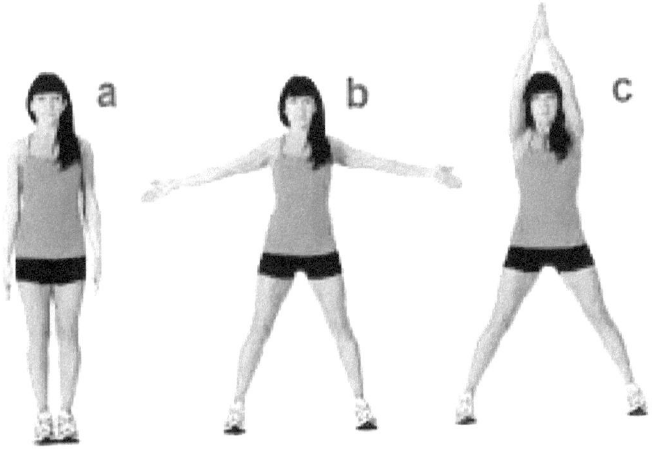
a
b
c

CAPITOLO 8

OTTAVO ESERCIZIO - LEG LIFTS

Le "alzate della gamba" sono un ottimo esercizio per rassodare i glutei.

Vengono eseguiti stando in piedi, appoggiando le mani su una sedia o su un muro: l'importante è sfruttare un sostegno per non perdere l'equilibrio.

Posizione di partenza

Stando in piedi, allontanati di un passo dal sostegno che hai scelto di utilizzare. Piegati, porta il peso in avanti e scaricalo sugli avambracci, mantenendo gli addominali contratti e la schiena dritta. Tieni i piedi ben piantati a terra e a una distanza fra loro che sia confortevole, preferibilmente la larghezza delle anche.

Solleva la gamba

Alza una gamba tenendola distesa. Se vuoi, puoi piegare leggermente l'altra gamba per avere più stabilità. Continua ad alzare la gamba scelta fino al massimo raggio di movimento che la tua mobilità ti consente.

Pausa

A questo punto, fai una pausa di qualche secondo contraendo il gluteo e tenendo la gamba distesa: non piegare il ginocchio e non muovere il piede.

Mezze ripetizioni (facoltativo)

Se vuoi rendere l'esercizio più impegnativo, da questa posizione puoi eseguire delle "mezze ripetizioni", ovvero scendere di qualche centimetro e risalire contraendo bene il gluteo per 2-3 volte. Ricorda che l'efficacia dell'esercizio non è influenzata dall'altezza che raggiungi durante le mezze ripetizioni, ma dal grado di controllo del proprio corpo.

Abbassa la gamba

Ora abbassa lentamente la gamba: hai completato una ripetizione completa. Secondo la tua preferenza, puoi alternare con l'altra gamba, oppure continuare con la stessa di prima.

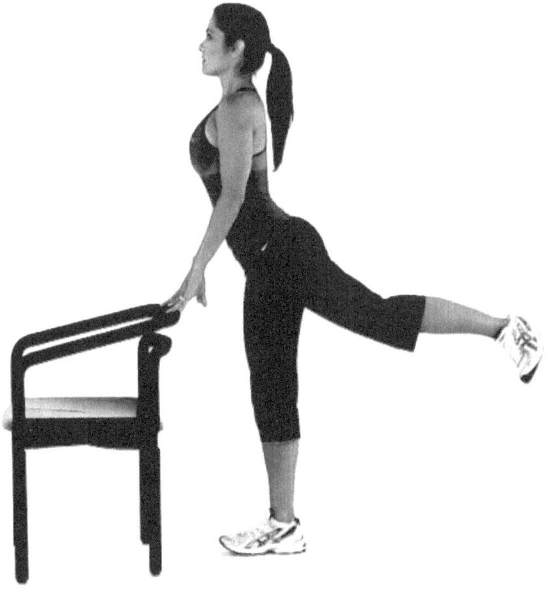

Variazioni

Un modo semplice ed efficace per variare questo esercizio è quello di alzare lateralmente la gamba tenendola piegata a circa 90 gradi.

Oppure, puoi alzare quanto più possibile una gamba lateralmente, distendendola completamente e piegando leggermente l'altra. Esegui questo movimento lentamente e, come sempre, contraendo i muscoli.

Alzando la gamba lateralmente, sentirai lavorare sia i muscoli di questa gamba sia quelli dell'altra. È quindi ancora più importante esercitare un controllo mentale sul proprio corpo per massimizzare i risultati!

In questo modo, farai sforzare i muscoli con diverse angolature e potrai sviluppare un gluteo esteticamente completo.

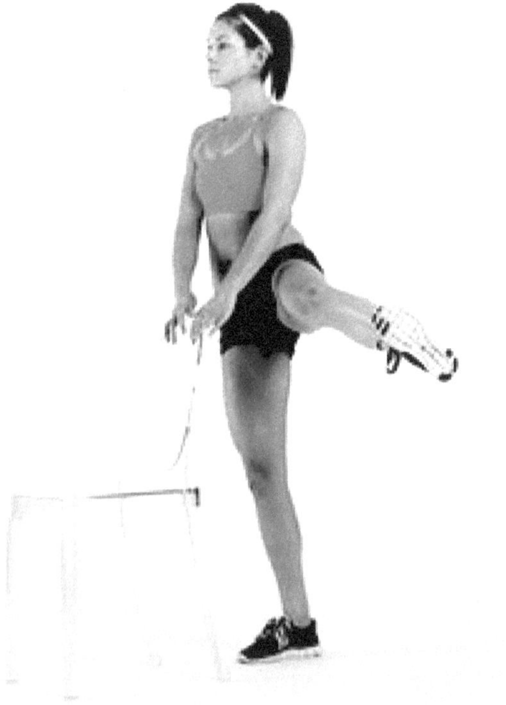

CAPITOLO 9

NONO ESERCIZIO - IL SALUTO AL SOLE

Questo movimento, molto diffuso nello Yoga, ti permetterà di rafforzare i muscoli della bassa schiena, i glutei e gli addominali. È un modo semplice per allungare i muscoli e rilassare tutto il corpo, seguendo una semplice sequenza di dodici diverse posizioni.

Puoi eseguire questi movimenti al mattino prima di colazione, oppure dopo la sessione di allenamento per abbassare il battito cardiaco e fare stretching in modo divertente.

Posizione di partenza – "Posizione della montagna"

Si parte stando in piedi in modo eretto, nella cosiddetta

"posizione della montagna". Questa è sia il punto di partenza che quello di arrivo. Inspira profondamente e porta le braccia sopra la testa fino ad unire i palmi, dopodiché alza la testa e inarca il busto leggermente all'indietro, flettendo il corpo e cercando di mantenere l'equilibrio.

"Posizione delle mani ai piedi"

Espira mentre ti pieghi all'altezza delle anche, portando il busto in avanti e cercando di raggiungere il suolo con i palmi delle mani, senza muovere il bacino. Rilassati fino a scendere il più possibile, respirando profondamente.

"Posizione equestre"

Inspirando, appoggia le mani a terra per darti un sostegno mentre fai un passo indietro con la gamba sinistra tenendola tesa (puoi piegare leggermente il ginocchio destro se ne senti il bisogno).

"Saluto con gli otto arti del corpo"

Trattenendo il fiato, porta lentamente indietro anche il piede destro e poggiati sui palmi per qualche secondo, mantenendo il corpo teso.

Espira e porta la testa a terra, toccando il pavimento con tutto il corpo tranne che con il basso ventre.

"Posizione del cobra"

Inspira e sollevati da terra con le braccia tenendo però i palmi e le punte dei piedi a contatto con il suolo. Forma un arco con la schiena sollevando la testa e guardando verso l'alto.

"Posizione del cane che guarda indietro"

Espira e porta in alto i glutei fino a piegare il corpo a circa 90 gradi, lasciando a terra solo le mani e i piedi.

"Posizione equestre"

Inspira e fai avanzare il piede sinistro fino a posizionarlo in mezzo alle tue mani appoggiate al pavimento.

“Posizione delle mani ai piedi”

Espira e, tenendo le gambe parallele e tese, lascia le braccia distese verso il basso.

“Posizione delle mani sollevate”

Inspira e porta in alto il busto fino a piegarlo all’indietro, con le braccia verso l’alto, emulando la prima posizione.

Espira tornando alla posizione di partenza.

Per eseguire un perfetto “saluto al sole”, la sequenza deve essere effettuata lentamente, prestando attenzione alla respirazione.

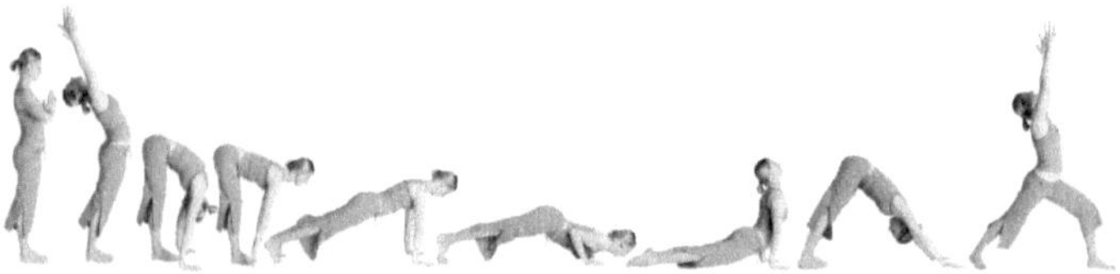

CAPITOLO 10

DECIMO ESERCIZIO - STACCHI A GAMBE TESE, A CORPO LIBERO

Questo esercizio non prevede l'uso di una sedia o di un muro dove appoggiare le mani. Per avere più equilibrio oppure per aumentare la sua intensità, puoi provare a tenere in mano un paio di manubri leggeri o di bottiglie d'acqua.

Posizione di partenza

Inizia il movimento stando in piedi in posizione eretta, con i piedi disposti alla larghezza delle anche, piantati saldamente a terra e con la schiena in posizione neutra. Contrai l'addome e i glutei e preparati!

Sporgiti in avanti

Mantenendo l'equilibrio, allungati in avanti, distendendo le tue braccia tese di fronte a te, e alzando nello stesso momento una delle tue gambe, distendendola. Mantieni il peso corporeo sul piede ben saldo a terra, il cui ginocchio può essere leggermente piegato: attenzione però a non lasciarlo "scivolare" verso l'interno! Devi concentrarti e tenerlo allineato con la punta del piede, contraendo il gluteo di quella gamba.

Pausa!

Contraendo gli addominali e i glutei, cerca di mantenere l'equilibrio in questa posizione, stando immobile come una statua per 3 secondi. Un trucco per farcela è quello di fissare lo sguardo su un punto davanti a te, evitando di vagare con lo sguardo.

Torna indietro

Lentamente, torna nella posizione di partenza e riporta le tue braccia lungo i tuoi fianchi. Dopodiché ripeti il movimento con l'altra gamba.

Ricorda di sfruttare il tallone per tornare nella posizione eretta, facendo forza con i glutei e i muscoli posteriori della coscia. Questo movimento non è facile! Mantenere l'equilibrio per una tale quantità di tempo ti permetterà di bruciare molte calorie.

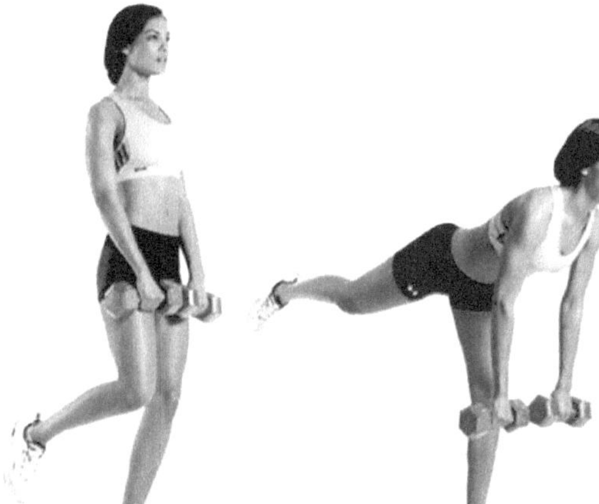

CAPITOLO 11

PUNTI CHIAVE DA RICORDARE PER MASSIMIZZARE I TUOI RISULTATI

Ecco alcuni consigli che dovrei tenere a mente ogni qualvolta decidi di allenarti con i movimenti presentati nei capitoli precedenti.

Presta sempre attenzione ai tuoi piedi: essi rappresentano la base del tuo equilibrio e della distribuzione del tuo peso, quindi non trascurare mai il loro posizionamento. Ricerca sempre la posizione in cui puoi dare il massimo: per la maggior parte delle persone, la posizione più forte è quella in cui il peso corporeo si concentra sul tallone e sull'esterno del piede, non sull'arco interno, per cui la caviglia e il ginocchio non vengono portati verso l'interno. Se fare ciò risulta difficile, prova a cambiare scarpe o ad allenarti a piedi nudi: spesso, le più diffuse scarpe da running risultano instabili e rischiose se usate per questo genere di esercizi.

Tieni la schiena in una postura neutra: se la inarchi in avanti o all'indietro sei a rischio di infortuni, oltre a non massimizzare i risultati del tuo allenamento.

Tieni uno specchio a portata di mano: in questo modo potrai controllare la tecnica con cui esegui gli esercizi. Ricorda che è sempre meglio eseguire cinque ripetizioni perfette, piuttosto che mille scorrette.

Ascolta il tuo corpo: impara a "sentire" le contrazioni dei muscoli e sii consapevole dei tuoi movimenti.

Addominali: questi esercizi sono utili per rassodare e tonificare i glutei, facendoli lavorare con diversi stimoli e con diverse angolature; ciò nonostante, anche i tuoi addominali lavoreranno duramente per mantenere l'equilibrio in certe posizioni. Se vuoi, puoi implementare nei programmi di allenamento che ti darà nel prossimo capitolo anche qualche esercizio specifico per l'addome, ma ciò non è obbligatorio.

CAPITOLO 12

COSTRUISCI IL TUO PROGRAMMA DI ALLENAMENTO PERSONALE

Eccoci giunti al capitolo più interessante di questa guida! Ora che conosci i migliori esercizi per costruire dei glutei tonici, sodi e "pieni", semplicemente sfruttando il tuo peso corporeo, non ti resta che unirli in brevi ma efficaci allenamenti da 15 minuti.

Per scongiurare la noia e la stanchezza, ho deciso di creare un sistema per creare allenamenti sempre nuovi e divertenti!

Ecco come funziona: prendi 3 esercizi tra quelli elencati precedentemente ed eseguili per 4 minuti ciascuno (12 minuti in totale), con 3 minuti di pausa da usare come meglio credi, quando ne hai bisogno.

L'unica condizione è che non puoi ripetere questi movimenti durante la tua successiva sessione di allenamento, per cui dovrai variare ed eseguirli tutti durante la settimana. Ciò darà stimoli sempre nuovi ai tuoi glutei, ai muscoli delle cosce e agli addominali, ottimizzando i risultati!

Ecco un esempio di come ho impostato cinque giorni di allenamento:

Tempo	**Giorno 1**	**Giorno 2**
2 minuti	Squats	Kickbacks
2 minuti	Plie Squats	Stacchi Gambe Tese
1 minuto e 30 sec	**PAUSA**	**PAUSA**
4 minuti	Ponte	Jumping Jacks
1 minuto e 30 sec	**PAUSA**	**PAUSA**
2 minuti	Squats	Stacchi Gambe Tese

2 minuti	Plie Squats	Kickbacks
Tempo	**Giorno 3**	**Giorno 4**
2 minuti	Leg Lifts	Affondi
2 minuti	Leg Lifts Laterali	Ponte
1 minuto e 30 sec	**PAUSA**	**PAUSA**
4 minuti	Saluto Al Sole	Stacchi Gambe Tese
1 minuto e 30 sec	**PAUSA**	**PAUSA**
2 minuti	Leg Lifts Laterali	Ponte
2 minuti	Leg Lifts	Affondi

Tempo	**Giorno 5**
2 minuti	Affondi Laterali
2 minuti	Plie Squats
1 minuto e 30 sec	**PAUSA**
4 minuti	Jumping Jacks
1 minuto e 30 sec	**PAUSA**
2 minuti	Plie Squats
2 minuti	Affondi Laterali

Ricorda di dare priorità agli esercizi in cui hai difficoltà o che trovi più impegnativi.

Puoi posizionare i 3 minuti di pausa come preferisci: puoi fare tre pause da un minuto, oppure anche sei da 30 secondi.

Durante la tua prima settimana, prova a sperimentare diversi tipi di allenamento per scoprire il più adatto a te.

Se preferisci alcuni movimenti rispetto ad altri, puoi eseguirli liberamente quando vuoi! L'allenamento deve significare, prima di tutto, DIVERTIMENTO!

Ciò che voglio sottolineare è la necessità di variare i tuoi allenamenti in modo da dare stimoli sempre nuovi ai tuoi muscoli, allenando tutte le diverse fibre muscolari che li compongono, per ottenere risultati più rapidi e qualitativamente migliori.

Crea una playlist, che ti dia la giusta carica per completare i tuoi allenamenti con energia e dando il massimo!

Puoi anche distribuire l'allenamento giornaliero nel corso della giornata, se preferisci.

Allenati per 15 minuti, cinque volte alla settimana, tenendone due per recuperare e permettere al corpo di adattarsi agli stimoli ricevuti: ti assicuro che i tuoi risultati non tarderanno ad arrivare!

CAPITOLO 13

I CIBI BRUCIA-GRASSI, PER UNO SNACK PERFETTO!

Ecco una lista dei miei cibi brucia-grassi preferiti. Molti di questi sono da consumare crudi, e ne puoi aggiungere grandi quantità (per esempio le mandorle) alle tue insalate e zuppe, per rendere i tuoi pasti più sostanziosi e soddisfacenti.

Questi cibi possono inoltre essere consumati come snack durante la giornata, per tenere lo stomaco pieno e sentirsi sazi, senza ingerire troppe calorie.

Alcuni cibi in questa lista apportano meno calorie di quelle usate dal tuo corpo per digerirli, quindi sono un ottimo modo per saziarsi rimanendo in forma!

Alcune ricerche condotte su spezie come la cannella e il peperoncino hanno dimostrato la loro capacità di promuovere la perdita di grasso corporeo.

Verdure:

- Asparagi
- Melanzana
- Barbabietole
- Broccoli
- Cavolo verde
- Carote
- Cavolfiore
- Sedano
- Peperoncino
- Cetriolo
- Tarassaco
- Indivia
- Crescione
- Aglio
- Fagiolini

- Lattuga
- Cipolla
- Radicchio
- Spinaci
- Rapa
- Zucchine
- Cicoria
- Finocchio
- **Frutta:**
- Mele
- Albicocche
- More
- Mirtilli
- Lamponi
- Fragole
- Melone
- Anguria
- Uva
- Arancia
- Papaya

- Ananas
- Mandarino
- Limone
- Ciliegia
- Prugna

Erbe e spezie:

- Anice
- Caienna
- Peperoncino
- Cannella
- Chiodi di garofano
- Prezzemolo
- Cumino
- Aneto
- Semi di finocchio
- Semi di lino
- Aglio
- Coriandolo

Ricorda di non sostituire i tuoi pasti con questi cibi, ma di aggiungerli ad essi (diminuendo le porzioni), oppure utilizzarli per creare deliziosi succhi freschi o frullati.

Ho creato una guida ricca di ricette gustose ed originali, perfette per ogni occasione e soprattutto per l'estate. Qui troverai informazioni su centrifughe, frullatori ed estrattori di succo a freddo, per poter scegliere l'elettrodomestico più adatto alle tue esigenze.

Puoi averla ad un prezzo speciale su Amazon.it, cercando "Succhi e Centrifugati" di Roberta Ricci.

Se vuoi dimagrire, NON DEVI SOFFRIRE LA FAME. È pericoloso per la tua salute ed è inutile per perdere peso: il tuo corpo ha bisogno di calorie per riuscire a bruciare calorie!

CONCLUSIONE

Grazie ancora per aver acquistato questa piccola guida!

Per ottenere risultati veloci e di qualità, ricordati di mantenere sempre una mentalità positiva! Tieni a mente l'immagine del fondoschiena che vorresti; chiudi gli occhi e immaginati con il fisico dei tuoi sogni, più volte al giorno. Con costanza e impegno, ti assicuro che potrai raggiungere il tuo obiettivo, anche con allenamenti brevi e divertenti, come quelli descritti in questo libro.

Ogniqualvolta ti senti debole, stanca e sull'orlo di mollare tutto, ricordati quell'immagine e sfruttala per continuare questo percorso!

Quando non ci sentiamo a nostro agio con una parte del corpo, tendiamo a coprirla e a non tenerla bene in vista. Ciò è controproducente e ti farà perdere di vista i tuoi progressi! Prova ad indossare indumenti che esaltino le forme delle tue gambe e dei tuoi glutei: tenendo sott'occhio questa parte del corpo, potrai facilmente notare i progressi e sentirti motivata per continuare gli allenamenti!

Inoltre, nonostante possano creare una certa dipendenza, non esagerare con le sessioni di allenamento! Parti con calma all'inizio, progredendo giorno dopo giorno. Il tuo corpo ha anche bisogno di riposo, quindi è inutile fare cinque allenamenti al giorno! I muscoli si adattano agli stimoli lentamente, e ti permetteranno di aumentare il peso dei sovraccarichi (come i manubri), oppure il numero di ripetizioni effettuate. Il tuo metabolismo accelererà e i tuoi muscoli diventeranno sempre più forti, sodi e tonici. Allenarsi fino al cedimento, con sessioni logoranti e prosciuganti, rallenterà i tuoi progressi.

Come detto, per ottenere gambe e glutei sodi e tonici è importante assumere la giusta quantità di calorie: essendo muscoli, essi hanno bisogno di proteine e di altri nutrienti per crescere ottimamente. Mangia in modo salutare, privilegiando i cibi "veri" (carne, pesce, frutta, verdura, frutta secca, cereali, legumi) e cercando di eliminare la maggior parte dei cibi preconfezionati (so che è difficile eliminarli al 100%, ma sarebbe l'ideale!).

Da questo libro, se dovessi scegliere, vorrei che tu prenda l'idea di amare il tuo fisico e la tua salute. Essi appartengono A TE e nessun altro se ne prenderà cura.

Sei già bellissima così come sei, e se hai deciso di cambiare il tuo numero di taglia, le tue misure e di avere muscoli più tonici, sappi che è una TUA scelta, che non influenzerà la tua già grande bellezza.

Fallo per te stessa, e per provare a vivere in modo più salutare: d'altronde, si vive una volta sola, e sarebbe uno spreco non cercare di migliorarsi.

Sii paziente ed ascolta il tuo corpo, rispettando i suoi ritmi. Ma soprattutto, DIVERTITI!

In bocca al lupo per questa nuova avventura, alla ricerca di natiche perfette e tonnellate di amore per se stessi!

Inoltre, se ti è piaciuto questo libro, ti chiedo gentilmente di lasciare una tua recensione su Amazon, come altri lettori prima di te hanno già fatto. Puoi darmi dei consigli utili e degli ottimi spunti per migliorare questa guida, oltre a farmi un grande favore!

Grazie ancora e buona fortuna!

Roberta

Anteprima di "Dimagrire Camminando: Come Perdere Peso Senza Dieta"

Lo stile di vita sedentario è la causa dei tuoi bassi livelli di energia, della tua fatica cronica e del tuo aumento di peso. Quella sedia su cui passi gran parte delle tue giornate è la migliora amica dell'obesità, dell'ipertensione e dei disturbi cardiaci.

Come spiega Lucy Knight, autrice di "Camminare per dimagrire", "*...come tutte le attività fisiche sostenute, la camminata spinge il metabolismo a bruciare calorie e a convertire i carboidrati, i grassi e le proteine in energia piuttosto che riserva adiposa*". È bene ribadire che il nostro peso corporeo dipende essenzialmente dal semplice rapporto fra calorie consumate e quelle bruciate. Un aumento di peso risulta quasi sempre dallo squilibrio di questa equazione. Se invece bruci più calorie (grazie ad un esercizio fisico appropriato) di quante ne consumi, dovresti dimagrire rapidamente.

Spesso viene trascurato un altro principio fondamentale: più aumenta la massa muscolare del corpo, maggiore sarà la quantità di calorie bruciate! Più la quantità di questa massa è maggiore rispetto alle riserve adipose, più sarà elevato il metabolismo basale (ovvero la quantità minima di energia di cui ha bisogno ogni giorno l'organismo). I muscoli, insomma, bruciano più calorie rispetto al grasso: ecco perché per dimagrire è importante sviluppare anche la muscolatura!

Il semplice metodo che ti propongo potrà risolvere questo problema: ti basterà contare 10'000 passi ogni giorno.

Alcune ricerche hanno dimostrato che le persone che contano i propri passi rimangono più motivate nel corso del tempo e ottengono più facilmente i propri obiettivi.

Ogni passo che farai contribuirà alla somma finale: ti sentirai più motivato a camminare ogniqualvolta ne avrai l'occasione!

All'inizio dovrai sforzarti per camminare un po' più del solito; ma ben presto, considerare ogni passo come parte di un programma più vasto diventerà la tua seconda natura.

Per esempio, prendi le scale al posto degli ascensori o scale mobili; cammina dov'è possibile farlo invece di usare un'auto o prendere un taxi/autobus. Cerca sempre di camminare invece di usare i trasporti se vai o torni da lavoro, vai a una riunione in un altro ufficio o fai delle consegne.

Incontra la gente faccia a faccia nei loro uffici o scrivanie, invece di mandare un'e-mail o telefonare.

Dopo 45 minuti di lavoro al computer, fai una pausa di 5 minuti camminando nell'ufficio oppure alzati dalla sedia e usala per fare un po' di stretching, spostala spingendola per il tuo ufficio per fare qualche passo in più e cerca di stare in piedi invece di sederti, spostando il tuo peso da un lato all'altro per mantenerti in movimento.

Lava i piatti a mano invece di usare la lavastoviglie. Mentre lo fai, fai dei passi laterali per mantenerti sempre in movimento.

Fai le faccende domestiche. Invece di vederle solo come noiosi e faticosi lavori di casa, pensa ai passi in più! Un gran bel modo di pulire la casa e mantenerti in forma.

Tutte queste attività contribuiranno al raggiungimento di quota 10'000, il numero perfetto secondo la SIO, Società Italiana dell'Obesità.

Essa ha individuato in questa attività motoria, svolta per almeno mezz'ora al giorno, la più semplice soluzione per combattere il sovrappeso. Analoga raccomandazione viene dall'OMS, l'Organizzazione Mondiale della Sanità: per migliorare la salute basta un'ora al giorno di cammino anche non continuativo, proprio 10.000 passi. E poiché un sedentario fa mediamente - senza neanche accorgersene, si potrebbe dire - 5000 passi al giorno, ecco che il Ministero della

Salute, sul suo sito, invita ad aggiungerne almeno altri 2000.

Oltre a bruciare calorie e grasso corporeo, ciò ti aiuterà a ridurre lo stress, dormire meglio e stare in buon umore: è un grande e unico effetto a catena.

Per ottenere il meglio da questa attività fisica gratuita e divertente, tutto ciò che devi fare è concentrarti sul ritmo e sulla tecnica dei tuoi passi. Devi prestare attenzione all'esecuzione dell'esercizio e alla velocità; se lo farai per qualche settimana, ti assicuro che inizierai a notare una grande differenza sulla bilancia e nella facilità con cui riuscirai a indossare quei pantaloni che sono sempre stati troppo stretti.

Ricordati questi consigli per camminare sempre con la giusta tecnica, cioè quella che ti permetterà di massimizzare i risultati del tuo allenamento.

Non fare passi troppo lunghi, concentrati sul tallone. I passi corti sono più efficaci; ricorda di atterrare sul tuo tallone e proseguire spingendolo all'indietro con una spinta.

Fai oscillare le braccia. Quando lo fai, cammini più velocemente e consumi più calorie; non tenere le braccia ferme a peso morto, ma piega i tuoi gomiti a circa 90 gradi e accompagna il movimento delle gambe.

Tieni la testa alta, il petto in fuori e le scapole retratte. Per mantenere una postura corretta, prova a pensare di portare le spalle indietro, e poi unirle.

Contrai i tuoi addominali. Facendo questo, non solo tonificherai i tuoi muscoli addominali, ma darai un supporto alla tua spina dorsale.

Contrai i glutei. Per consumare più calorie e per mantenere una postura corretta, contrai i tuoi glutei. Più muscoli contrai, maggiori saranno le calorie bruciate.

Se sei stanco/a, prova ad allenarti ad intervalli. Raggiungi il tuo ritmo, cammina velocemente per un certo lasso di tempo e poi rallenta, camminando più lentamente per un intervallo. Dopodiché ripeti. In questo modo brucerai molte calorie senza compromettere la tecnica a causa della stanchezza.

Sia che tu decida di contare semplicemente diecimila passi al giorno o di allenarti in un'unica sessione, giorno dopo giorno, se ti allenerai con costanza, inizierai a notare dei miglioramenti.

Vuoi conoscere tutti i benefici del camminare?

Sei curiosa di provare diversi programmi di allenamento, basati su diversi livelli di esperienza?

Vuoi acquisire finalmente la tecnica perfetta per ottimizzare i risultati delle tue sessioni e non risultare ridicola davanti agli occhi altrui?

La versione Bestseller di "Dimagrire Camminando" ti aspetta su Amazon.it!

www.ingramcontent.com/pod-product-compliance
Lightning Source LLC
Chambersburg PA
CBHW030414290526
45785CB00004B/1999
9781072504313